新型冠状病毒肺炎

XINXING GUANZHUANG BINGDU FEIYAN FANGHU ZHISHI DUBEN

防护知识读本

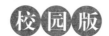

主　编　金发光（空军军医大学第二附属医院）
　　　　郭雅玲（陕西省传染病院）
　　　　许　优（陕西省传染病院）
编写人员（按姓氏笔画排序）
　　　　王宏利　王黑豆　权晓娟　刘　伟　许　优
　　　　杜遵宪　李　瑛　李飞宇　李王平　李春春
　　　　李燕平　杨明博　杨喜荣　杨璞叶　何　萍
　　　　张　静　金发光　赵　玲　袁西霞　顾　兴
　　　　郭雅玲　康　立

U0243430

陕西新华出版传媒
陕西人民教育出版社
·西安·

图书在版编目（CIP）数据

　　新型冠状病毒肺炎防护知识读本 / 金发光, 郭雅玲,
许优主编. ── 西安 : 陕西人民教育出版社, 2020.2（2020.3重印）
　　ISBN 978-7-5450-7289-1

　　Ⅰ.①新⋯ Ⅱ.①金⋯ ②郭⋯ ③许⋯ Ⅲ.①日冕形
病毒 – 病毒病 – 肺炎 – 预防(卫生) – 基本知识 Ⅳ.
①R563.101

　　中国版本图书馆CIP数据核字(2020)第020450号

新型冠状病毒肺炎防护知识读本

XINXING GUANZHUANG BINGDU FEIYAN FANGHU ZHISHI DUBEN

主编　金发光　郭雅玲　许优

出 版 人　李晓明
责任编辑　张　锋　　余　瑶　　闫蒙萌
装帧设计　张　彬　　郝钟娜
出　　版　陕西新华出版传媒集团
　　　　　陕西人民教育出版社
发　　行　陕西人民教育出版社
地　　址　西安市丈八五路58号
经　　销　各地新华书店
印　　刷　西安金鼎包装设计制作印务有限公司
开　　本　880mm×1230mm　　1/32
印　　张　2
字　　数　50千字
版　　次　2020年2月第1版
印　　次　2020年3月第2次印刷
书　　号　ISBN 978-7-5450-7289-1
定　　价　12.00元

前　言

当前，中国人民正在党中央的坚强领导下，与新型冠状病毒感染的肺炎疫情进行斗争，疫情防控是当前最重要的工作。

在此特殊背景下，为积极响应党中央、国务院的号召，科学指导广大人民群众，特别是中小学校的防控工作，稳步有序恢复教学活动，提高师生的自我防护意识。陕西新华出版传媒集团、陕西人民教育出版社与陕西省卫生健康委员会联合空军军医大学第二附属医院、陕西省传染病院的专家，以高度的使命感和责任感，迅速行动，紧急组织编写了《新型冠状病毒肺炎防护知识读本》。

本书内容分为常识篇、防控篇、答疑篇，通俗易懂、图文并茂，向读者传授科学、系统的防控知识，对新型冠状病毒的相关知识、染病症状、疫情防控措施等进行了详细介绍，对当下人民群众关注的焦点问题进行了特别解答。同时，本书还对人群聚集度大、社会关注度高的中小学校防控工作进行了介绍，提出了开学前和开学后的具体防控措施。这对维护学校正常教学秩序、保护师生生命健康，具有重大意义。

我们相信，在中国共产党的坚强领导下，充分发挥中国特色社会主义制度优势，紧紧依靠人民群众，坚定信心，科学防治，精准施策，最终一定能打赢这场疫情防控阻击战。

由于编写时间仓促，且对新型冠状病毒的认知不足，难免存在疏漏之处，恳请读者批评指正。

本书编写组

2020 年 2 月

目 录

1

答疑篇

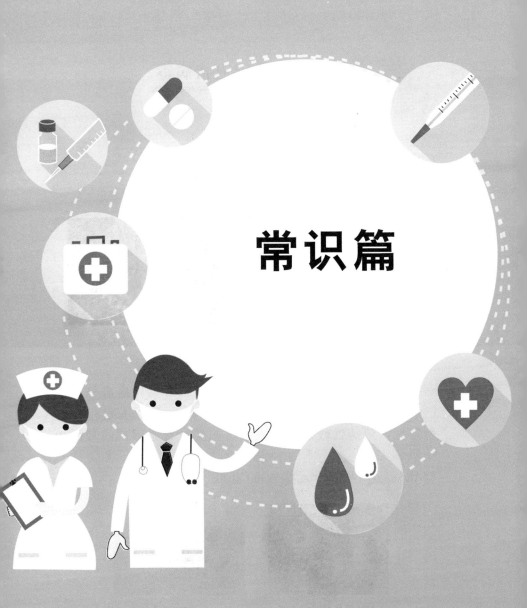

常识篇

第一节　认识冠状病毒

一、什么是冠状病毒

冠状病毒是自然界广泛存在的一类病毒，也是一个大型病毒家族，因在电子显微镜下观察其形态类似王冠而得名。截至目前，冠状病毒仅被发现感染脊椎动物，可引起人和动物呼吸道、消化道和神经系统的疾病。

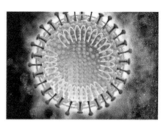

冠状病毒模式图

除2019年年末在我国武汉发现的新型冠状病毒外，已知可感染人的冠状病毒还有6种，其中4种在人群中较为常见，致病性较弱，一般仅引起类似普通感冒的轻微呼吸道症状；另外两种是我们熟知的SARS冠状病毒（SARS-CoV）和MERS冠状病毒（MERS-CoV）。

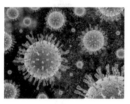

SARS冠状病毒模式图

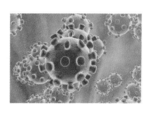

MERS冠状病毒

新型冠状病毒是以前从未在人体中发现的冠状病毒新毒株，如本次发现的新型冠状病毒。2020年1月12日，世界卫生组织（WHO）正式将造成本次肺炎疫情的新型冠状病毒命名为"2019新型冠状病毒（2019-nCoV）"（以下简称"新型冠状病毒"）。由于人体缺少对它的免疫力，所以引起新型冠状病毒疾病的流行。

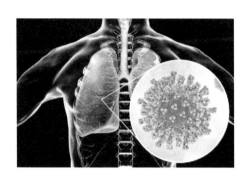

二、冠状病毒的特征

1.形态与结构

冠状病毒颗粒呈现圆形或椭圆形，有包膜。在结构上，S蛋白位于病毒表面，形成棒状结构，作为病毒的主要抗原蛋白之一，是用于分型的主要结构。N蛋白包裹病毒基因组，可用作诊断抗原。对冠状

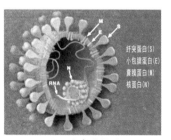

冠状病毒结构图

病毒理化特征的认识多来自对SARS冠状病毒和MERS冠状病毒的研究。

2.致病性与抵抗力

人群对冠状病毒普遍易感，从而引起普通感冒和咽喉炎，甚至腹泻。病毒经飞沫、接触、空气等途径进行
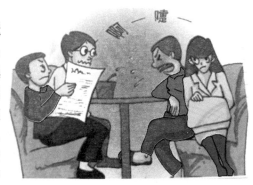
传播，主要在冬春季流行。

新型冠状病毒对人类已具备致死性，病毒感染者在未发病前亦可传播病毒。但整体高危性或许低于SARS冠状病毒，处于可防、可治状态。冠状病毒对紫外线和热敏感，保持56℃30分钟、乙醚、75%乙醇、含氯消毒剂、过氧乙酸和氯仿等脂溶剂均可有效灭活病毒。氯己定不能有效灭活病毒。

3.新型冠状病毒与其他冠状病毒的区别

新型冠状病毒与目前已知感染人的6种冠状病毒在基因组序列上几乎完全一致。从基因序列同源上来看，新型冠状病毒更接近SARS冠状病毒。新型冠状病毒目前可以归属到β属冠状病毒种，该种属在演化树上与MERS冠状病毒和SARS冠状病毒接近，但不完全一样。

以上三种冠状病毒爆发特征具有相似性，都可引起呼吸道传染病，发病急，但又有区别。在传播速度上，新型冠状病毒和SARS冠状病毒明显快于MERS冠状病毒；在传染性上，新型冠状病毒和SARS冠状病毒可在人与人之间迅速传播，MERS冠状病毒在人与人之间不容易传播；在致死率方面，在已确诊的病例中，MERS冠状病毒病人的死亡率接近40%，远高于SARS冠状病毒和新型冠状病毒。

第二节 新型冠状病毒的来源与传播途径

一、新型冠状病毒的来源

冠状病毒的主要传染源为动物。如SARS冠状病毒在2002年从果子狸传播给人类，MERS冠状病毒在2012年从单峰骆驼传播给人类。而本次爆发于我国武汉的新型冠状病毒的原生宿主很有可能是蝙蝠。其实，许多冠状病毒的天然宿主都是蝙蝠，病毒经过演化变异，完成了**蝙蝠—中间宿主—人的传播。新型冠状病毒可以在动物与人、人与人之间进行传播。**

因此，奉劝大家不要吃未经检疫合格的野生动物、生鲜等食品。

部分野生动物及其携带的病原体

野猪

蜱虫：体外携带多种蜱虫种类，可传播回归热、Q热和出血热。

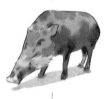

携带众多体内寄生虫，包括蛔虫、线虫、人体旋毛虫、细颈囊尾蚴等，可损伤肠、胃、大脑等多个器官。

野兔

携带众多体内寄生虫，包括弓形虫、脑炎原虫、肝毛细线虫、肝片吸虫、日本血吸虫、连续多头蚴等，可损伤肠道及肝脏等身体器官。

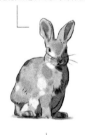

蜱虫：体外携带多种蜱虫种类，可传播回归热、Q热和出血热。

野生土拨鼠

体内含有鼠疫杆菌，是鼠疫的罪魁祸首。

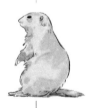

携带多种体内寄生虫，如蛔虫、微丝蚴、弓形虫、刺球蚴等，可损伤肠道、肝脏、大脑等多个器官。

果子狸

易成为SARS等多种病毒传播的中间宿主。

携带多种体内寄生虫，包括旋毛虫、斯氏狸殖吸虫等，可损伤肺部及中枢神经。

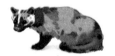

携带狂犬病毒。

蝙蝠

身上能携带100多种病毒，
是真正的高致病性病毒"蓄水池"。

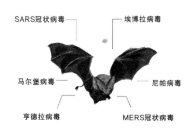

SARS冠状病毒 —————— 埃博拉病毒

马尔堡病毒 —————— 尼帕病毒

亨德拉病毒 —————— MERS冠状病毒

这些最早在蝙蝠体内发现。
蝙蝠也作为唯一会飞行的哺乳动物，
让很多野生动物成为了病毒的中间宿主。

浣熊

是狂犬病毒的自然宿主。

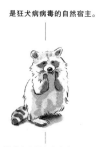

携带众多体内寄生虫，
包括蛔虫、钩虫、浣熊贝蛔虫等，
可造成肠胃等脏器严重损伤。

二、新型冠状病毒的传播途径

新型冠状病毒以呼吸道传播为主。主要传播途径有**飞沫传播、接触传播（包括手污染导致的自我传播）以及大小不同的呼吸道气溶胶近距离传播，目前不排除粪口传播的可能性。就目前的感染情况来推断，飞沫传播应该是传播的主要途径**，病人通过咳嗽、打喷嚏、共同聚餐等途径将病毒传播给身边的人。

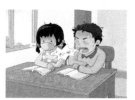

冬春季受气候和人员流动等因素的影响，易发生呼吸道传染病的局部大爆发。因此，我们需要采取保持良好卫生习惯、环境消毒、外出戴口罩、少去公众场所等措施来减少感染病毒的机会。

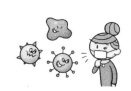

第三节 新型冠状病毒感染的早期症状 与临床表现

在病人感染新型冠状病毒至发病期间为病毒潜伏期，最长约为14天。部分人在潜伏期没有咳嗽、发热等典型症状，但从目前已确诊的新型冠状病毒感染的肺炎案例来看，**病毒在潜伏期没有任何典型症状的时候已具备传染性**。不同的人感染新型冠状病毒后的病程发展、临床症状表现可能会有很大的差异。

新型冠状病毒肺炎起病**以发热为主要表现，可伴有轻度干咳、乏力、呼吸不畅、腹泻等症状，流涕、咳痰等症状少见**。部分患者在一周后出现呼吸困难，严重者病情发展迅速，数日内即可出现急性呼吸窘迫综合征、脓毒症休克、难以纠正的代谢性酸中毒和凝血功能障碍。部分患者起病症状轻微，可无发热。多数患者预后良好，少数患者病情危重，甚至死亡。值得注意的是，重症、危重症患者病程中可为中低烧，甚至无明显发热。

常见体征

呼吸道症状　　发热　　咳嗽

气促　　呼吸困难

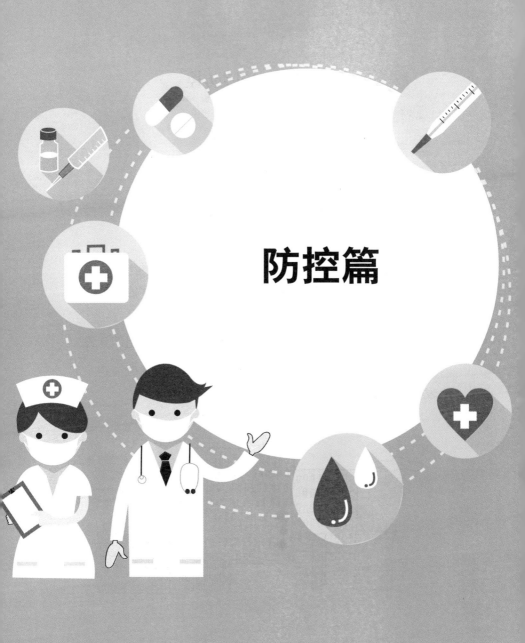

防控篇

第一节   校园防控

一、返校前防控

1. 成立疫情防控领导小组和工作小组

（1）学校成立疫情防控工作领导小组，明确学校主要负责人为疫情防控工作的第一责任人，并由学校其他各部门负责人带头成立工作小组，做到责任清晰、分工明确。

（2）领导小组和工作小组根据本校特点，在组织建设、联防联控、工作流程、物资保障、信息报送、管理措施、突发事件报告与处置等方面制订科学且可行的方案。

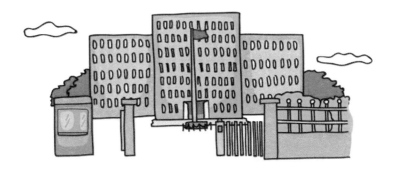

2. 建立联防联控机制

各学校应与属地教育
主管部门、卫生行政部门、
疾病预防控制机构、医疗
机构（发热门诊、定点医
院）等单位建立工作网络，
明确联系人及联系方式，
实施联防联控。建立学校、
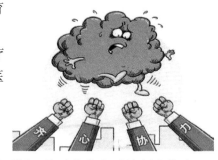
年级、班级多级防控工作联系网，及时收集和反馈师生信息。

学校可根据《中小学校传染病预防控制工作管理规范
GB28932-2012》与属地相关部门进行联合防控。

3. 做好返校教职员工、学生健康状况摸排

全覆盖、无遗漏地摸清教
职员工（包括离休人员）和学
生的假期去向、健康状况。确
定开学返校日期后，各年级、
班级根据本单位师生开学前14
天的出行轨迹，判断是否来自、
停留或途径疫情高发区，是否
有亲密接触史，是否存在发热
及咳嗽等异常症状，细致审核、

摸排登记
确定名单

分类处理，依据流行病学史和健康状况，确定批准返校师生
名单。

4. 做好校园防控物资储备和消毒防疫工作

（1）各学校应在开学前做好校园防控物资储备，准备足量的防护用品、晨午（晚）检测物品、消毒用品及消毒器械，如：口罩、额（耳）温枪、消毒剂等。

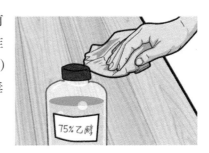

（2）各学校在返校前，组织人员对校园环境进行清理和消毒，为返校教职员工提供洁净的校园环境。

二、返校后的日常防控

1. 建立晨检制度，进入校园进行体温检测

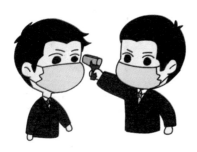

在校园门口设置体温检测岗，对进出校园的学生和教职员工进行体温测量，并一一做好记录。

2. 做好各类场所的环境清洁和消毒工作

（1）对办公场所、教室、活动室等公共教学区域加强消毒，消毒后保证开门开窗通风30分钟；过道、门把手、电梯、洗手间等区域也不能忽视。

（2）宿舍保洁人员要对学生宿舍一一检查，适当消毒，加强监督，在做好清洁工作的同时避免因消毒过度发生火灾。

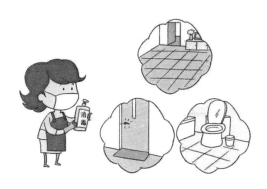

（3）每天开餐前后应对餐厅后场（包括切配间、烹饪间、售卖间、清洗间、二次更衣间等）区域进行地面消毒；餐盘、碗筷应严格按照"一刮、二洗、三冲、四消毒、五保洁"的顺序操作，并妥善存放；对餐厅内部设施设备每天消毒一次。

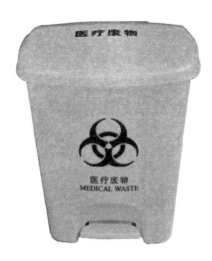

（4）不使用集中空调系统。公共区域放置套有塑料袋并加盖的专用垃圾桶。用过的纸巾、口罩等应扔到专用垃圾桶，学校每天派专人清理。

3. 疫情期间食品安全管理

（1）完善学校食品卫生安全管理。食堂进货要严格执行食品原料定点采购、索证索票、食品留样、食品原材料入库验收和出入库台账登记制度。

（2）学校食堂的经营必须做到六不准，即不准食堂无证经营；不准从业人员无证上岗；不准主要食品原料在非定点供货商中自行采购；不准从无资质的小摊贩或流动摊贩处购买食品原材料。

（3）食堂从业人员须持证上岗，加强晨午检和缺勤追访。操作前，必须洗手消毒，一律着工作衣帽、戴口罩和一次性手套，防止食品交叉污染。

（4）食堂从业人员如出现发热、咳嗽、皮疹、腹泻、结膜红肿、黄疸和乏力等任何一项症状，应立即脱离岗位，及时就诊。

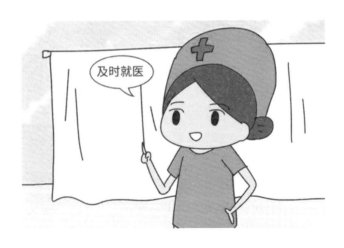

第二节 教职员工返校前后注意事项

一、返校前注意事项

1. 做好在线教学工作安排

（1）根据教育部要求，做好延期开学的教学工作调整。在疫情防控期间，组织开展在线教育，实现"停课不停学"。

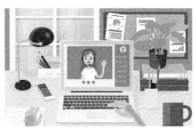

（2）合理调整、统筹安排新学期课程，做好正式开学后无法正常返校学生的应对预案。

（3）给学生提供优质资源。第一，利用网络平台、互联网优质教学资源等开展教学活动，建立和完善适合本校学生使用的网络课堂。第二，为学生上传课程 PPT、音视频资料。第三，对重点、难点进行专门讲解，布置作业。第四，进行网络直播和在线答疑，以保障教育教学活动的有效开展，确保教学效果。

（4）教师要利用已有信息，对学校内的贫困学生进行电话家访，对上网课困难的学生家庭，及时上报学校相关机构，进行帮扶。

2.教师进行网课教学注意事项

（1）班级建立、课堂管理、教材编辑、师生互动、作业布置等一系列操作，争取都在统一平台完成。

（2）不擅长直播课的教师可以进行网课管理及作业批改，分工协作，提高网上教学效率。

（3）规划好上课时间，并且规定休息时间，避免长时间用眼，减轻肩颈负担。

（4）积极与学生进行互动，并充分发挥网络的优势，与学生建立良好的沟通，了解学生的学习进度和心理状况，并对他们做适当的心理辅导。

（5）在线上课的同时，指导学生进行适当的室内运动，并合理饮食，以提高身体素质，增强免疫力。

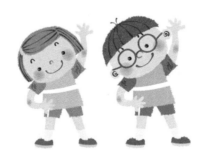

二、返校后注意事项

1.日常工作、生活管理

（1）减少外出。疫情防控期间，非必要，不能外出旅游或参加会议、活动，确需外出的须严格履行书面请假手续并报备行程。

（2）减少集体活动。学校尽可能不召开人员聚集的现场会议和室内活动，可采取工作群、视频会议等方式开展工作，降低交叉感染的风险。教职员工要以自身为榜样，减少聚集性活动。

（3）做好暂未报到教职员工的记录工作。对因出行管控、体温检测异常、隔离观察及患病入院诊治等情况而暂未报到的教职员工，实行日报告。返校时严格审核，确认身体健康后，方能返校继续工作。

2. 工作时注意事项

（1）在办公室时，人与人之间保持 1 米以上距离，多人办公时佩戴口罩。

（2）批阅学生作业，分发学生作业、游戏器材、资料及其他用品前后均需洗手，批阅及分发过程中，都需要佩戴口罩。

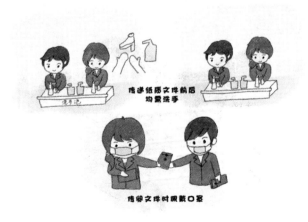

（3）上课时注意与学生保持安全距离；可使用随身扩音器等设备，以保证教学效果；上课前后必须使用 75% 浓度的医用酒精擦拭桌椅。

3. 加强对学生的心理疏导

（1）由班主任和心理辅导人员组织开展班级座谈，代课老师可积极引导学生参与。

（2）对年龄较小的学生，教师应鼓励其多与同伴在课间进行交流，缓解疫情带来的压力。

（3）对初三、高三学生，教师应在课业辅导上多些耐心，鼓励他们通过写日记、写散文的方式抒发自己的情绪，缓解升学压力和焦虑情绪。

（4）对于学习有困难的学生，教师应帮助其认识到学习进步有阶段性，避免其因为长时间自学而导致的懒惰。

（5）对于在疫情期间家庭受到巨大冲击的学生，教师应以安抚为主，若发现其出现恐惧、紧张、麻木、过度警觉、人际过于退缩、严重的退化行为等，应及时联系专业的心理辅导人员。

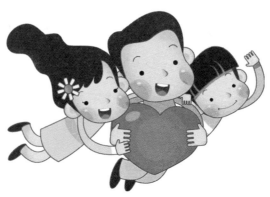

第三节 学生返校前后注意事项

一、学生返校前注意事项

1. 居家期间注意事项

（1）居家学习期间，学生应按照学校规定每天测量体温，并及时上报自己的健康状况，记录好外出史。对于符合医学隔离14天条件的学生，严格按照相关规定执行。对于留观或者需要治疗的学生，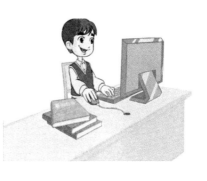教师可通过视频授课等方式帮助其补习功课，并多给予关爱和鼓励。

（2）学生要根据学校的统一安排，按时在线上网课，认真完成作业，早睡早起，养成自律的好习惯。同时注意饮食平衡，加强营养，进行适当的体育锻炼，增强免疫力。

（3）要做力所能及的家务。比如每天可对家里环境进行消毒，保证其干净整洁，并在消毒后开窗通风30分钟。

（4）尽量居家，减少走亲访友，聚会聚餐，主动学习疫情防控知识，掌握基本的防控技能。规律作息，保持良好的精神和心理状态。

2.外出时注意事项

（1）学生有事外出时，建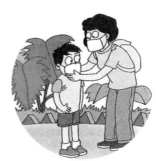
议全程佩戴一次性医用口罩；随
时保持手部卫生，减少接触公共
物品，避免用手接触口、鼻、眼；
打喷嚏或咳嗽时用纸巾或手肘遮
住口鼻。

（2）外出时应留意周围人
的健康状况，避免与可疑人员近距离接触。尽量迅速办完要
做的事情，不在外逗留。

（3）外出期间感觉不舒服要主动测量体温，出现可疑症
状时，应主动佩戴医用外科口罩，避免接触其他人员，并视
病情及时就医。

二、学生返校后注意事项

1.上学途中注意事项

（1）学生要在去学校前确认自己无可疑症状，并且 2 周
内没有到过疫情高发区或在有病例发生的社区居住。如此，
方可正常返校。

（2）上学途中，要正确佩戴口罩，尽量避免搭乘公共交
通工具，尽量采取步行或乘坐私家车上下学。同时确保从家

到学校"两点一线",不去其他场所。

（3）到学校门口，积极配合老师进行体温测量，体温正常可进入校园。进入校园后，要遵守学校规定，无事不外出，减少与外界接触。

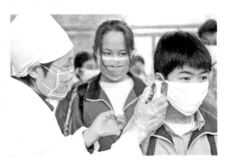

2. 在校时注意事项

（1）上课前，主动告知老师身体状况。教室要保持干净清洁，同时每日开窗通风3次左右。同学间对话应保持安全距离。勤洗手，多喝水，坚持在如厕后按照七步法严格洗手。

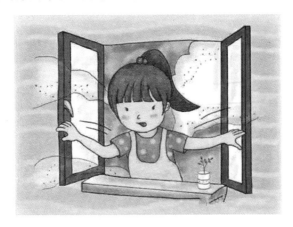

（2）课间休息时间，要避免聚集性玩耍，避免大吵大闹，减少同学间的肢体接触，不随地乱扔垃圾，保持走廊清洁。

（3）选择开阔的场地进行户外活动，适当、适度锻炼身体,保证身体状况良好。吃饭时要遵守就餐秩序,可自带餐具,在规定时间内就餐,避免聚集。

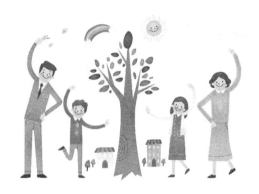

（4）如果身体不适,如有发热、咳嗽等症状,要及时上报班主任,通知父母尽快带去医院就医,暂时不用返校。因出行管控、体温检测异常、隔离观察以及患病入院诊治等情况而暂未返校的学生,要每日汇报自己的健康信息,并持续进行线上学习。

3. 放学后注意事项

（1）放学后,同学间不要互相串门,有事可用电话或网络联系。

（2）回到家中应及时摘掉口罩,将废弃的口罩按照生

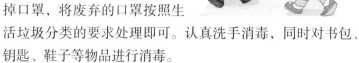

活垃圾分类的要求处理即可。认真洗手消毒,同时对书包、钥匙、鞋子等物品进行消毒。

（3）在学生宿舍实现封闭管理的情况下，学生进出宿舍须佩戴口罩。进入宿舍前测量体温，若体温大于等于37.3℃，应立即向老师、宿管人员汇报并联系家长带去指定医院就诊。

第四节 家长注意事项

一、开学前注意事项

1.做好老师的帮手

（1）监督孩子进行网课学习。家长要及时了解、掌握学校教育教学的要求，帮助孩子完成网课学习任务，并配合老师，对学生的学习情况进行监督检查。同时要掌握一定的网络学习技能，在孩子遇到学习困难时提供帮助。

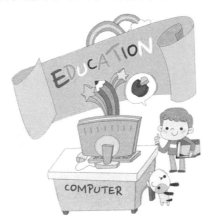

（2）制订网络学习规则，防止孩子沉迷网络。居家学习期间，孩子不可避免地要通过手机、电脑等进行学习。这时家长要制订规则，确定学习与网络娱乐活动的界限，明确网络娱乐活动的时长等，要求孩子认真遵守，防止由于孩子自律性不够而沉迷网络。

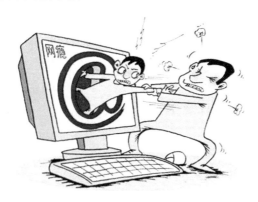

2. 做好后勤工作

（1）关注孩子身体健康。家庭是孩子防疫最重要的场所。因此家长每天要对孩子进行健康检测，并配合学校、社区等有关部门做好健康登记，真正做到"早预防、早发现、早报告、早排查、早隔离、早治疗"。

（2）提供营养均衡的饮食。保证孩子每天摄入足量的优质蛋白质和主食。多吃蔬菜水果，保证膳食纤维和各类维生素的摄入，以增强自身的免疫力。

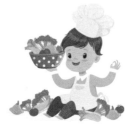

（3）督促孩子多做运动。疫情期间虽然不能外出活动，但可以让孩子在家里适当做些有氧运动，如仰卧起坐、俯卧撑、健身操等；同时，家长还可以陪孩子一起做手工、画画、制作美食等。

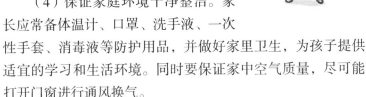

（4）保证家庭环境干净整洁。家长应常备体温计、口罩、洗手液、一次性手套、消毒液等防护用品，并做好家里卫生，为孩子提供适宜的学习和生活环境。同时要保证家中空气质量，尽可能打开门窗进行通风换气。

3. 引导孩子树立正确的价值观

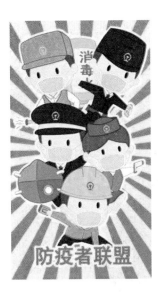

（1）分享抗疫中的感人事迹。引导孩子关注奋战在一线的抗疫英雄们的感人事迹，让他们学习勇于担当、舍己为人的优秀品格，增强爱国意识，树立有作为、懂奉献的正确信念。

（2）引导孩子热爱生命、尊重生命。从疫情爆发的原因上引导孩子，让孩子明白动物也是自然界的一部分，人类应该爱护小动物，禁食野生动物，敬畏自然。同时从疫情死亡人数说起，加强孩子的自我保护意识，让他们明白生命的可贵。

二、开学后注意事项

1.帮助孩子改善情绪，调整作息

（1）长时间的假期结束后，孩子还不能及时调整心理状态，难免对上学产生抵抗情绪。此时家长应多关心、多劝导，消除孩子的焦虑和紧张情绪。

（2）帮助孩子调整作息，提醒他们按照学校的作息时间起居。同时与学校老师多沟通，及时了解学校的政策，确保孩子上学期间的环境清洁和安全工作做到位。

2.帮助孩子做好防护

（1）为孩子准备好必要的防护物资，如口罩、体温计、消毒液等，叮嘱他们在校期间要勤洗手，注意个人卫生，不能在精神上对疫情放松警惕。

（2）尽量驾驶私家车接送孩子上下学，让他们减少与外界接触的机会；如果孩子不得不乘坐公共交通工具，则一定要带好口罩，做好消毒工作。

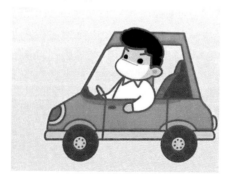

第五节　个人防护指南

一、讲究个人卫生及正确佩戴口罩

1. 讲究个人卫生

（1）保持良好的个人卫生习惯，咳嗽或打喷嚏时用纸巾或胳膊肘掩住口鼻，不用脏手触摸眼睛、鼻子和口。

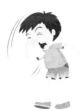

（2）勤洗手。使用肥皂或洗手液，用流动水洗手，用干净的毛巾擦手。双手接触呼吸道分泌物（如打喷嚏或咳嗽）后，应立即洗手。

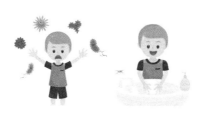

（3）适量运动，规律作息，均衡饮食，增强自身免疫力，避免疲劳过度。

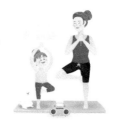

27

（4）尽可能避免与有呼吸道疾病症状（如发热、咳嗽或打喷嚏等）的人密切接触；密切关注发热、咳嗽等症状，如出现此类症状一定要及时就医。

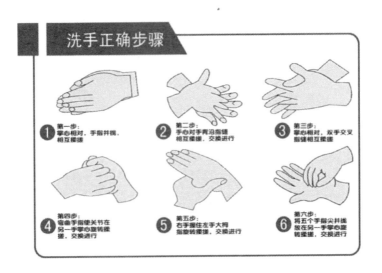

小贴士　咳嗽、打喷嚏时不要用手捂，因为罹患呼吸道传染病时，咳嗽、打喷嚏，会释放大量病毒，病毒数量常常以万计。病毒污染手之后，人们往往不能及时洗手，导致手接触的地方也会被病毒污染，如门把手、电梯按钮、桌面等物体表面，很容易导致其他人感染。

2. 正确选择口罩

口罩能够将环境中的细菌、空气中的雾霾和灰尘与人的呼吸道隔离开，对防止呼吸道感染病菌有很好的保护作用。

目前市面上较为常见的口罩主要分为以下四类：普通棉布口罩、一次性口罩、医用外科口罩和防护口罩（如 N95 口罩）。

（1）普通棉布口罩的优点是可重复清洗使用，但防护效果无法保障。其鼻孔两侧漏气太大，口罩内面接触口鼻的部分会留有唾液，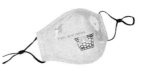若不勤于清洗，容易滋生细菌，不符合卫生要求；棉布口罩的纤维一般都很粗，无法有效过滤较小的微粒，且大多未通过国际安全认证，防护效果并无保障。

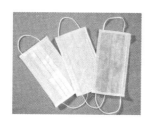（2）一次性口罩以无纺布为主要材质，过滤效果比棉布口罩稍强，通常在普通医疗环境使用；在疫情高发地区，对新型冠状病毒防护效果并无保障。

（3）医用外科口罩用于隔离飞沫，有阻水、过滤、吸湿功能，过滤效果好于一次性口罩，可阻隔大于 $5\mu m$ 的颗粒，但密合度不如防护口罩。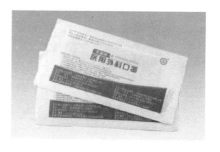

(4) 防护口罩（如 N95 口罩）是在美国职业安全与健康研究所制定的 9 种标准中，感染防护的最低标准，价格便宜，

易于被医疗机构等采用。它对
非油性 0.3μm 颗粒的过滤效
率大于 95%，与面部有良好
的贴合性。

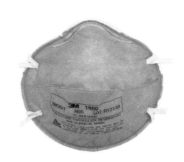

另外需注意，N95 不是特
定的产品名称，而是一种标
准，所以只要符合 N95 标准，并且通过美国职业安全与健康
管理局审查的产品就可以称为 N95 型口罩。

对于预防新型冠状病毒感染，如果是去人流量不大的公
共场所，不与病人接触，佩戴一次性医用口罩、医用外科口
罩或医用防护口罩都可以；如果会接触到病人，或去疫情高
发区人员密集的公共场所则要佩戴防护性能更强的 N95 口罩。

3. 佩戴口罩注意事项

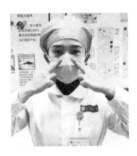

（1）佩戴口罩前要洗手，去除手
上的细菌、病毒。这一点往往被人们
忽视。

（2）佩戴口罩时，一般浅色面朝
内，深色面朝外。为更好地发挥口罩
的防护作用，在佩戴口罩时尽量收紧
口罩的松紧带，压紧鼻子两侧的铝片，检查鼻部和下颌是否
能与口罩完全贴合。如果贴合不紧密，病毒可能会趁虚而入。

（3）戴上口罩后，由于被过滤的物质都吸附在口罩外侧，因此，尽量不要触摸口罩外侧。

（4）摘口罩时，也尽量不要触碰口罩外侧，用手摘掉耳朵或头部的松紧带即可。摘下口罩后要洗手并将不用的口罩消毒或单独密封后，扔进有害垃圾桶里。

（5）口罩要专人专用，一次性口罩最好不要重复使用；棉质口罩要及时清洗消毒，以防滋生细菌。

4. 特殊人群如何佩戴口罩?

（1）老年人及慢性病患者身体状况各异，有些患心肺疾病的人佩戴口罩后会感到不适，甚至会加重原有病情，这些人需遵从医生的嘱咐。

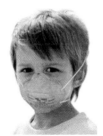

（2）儿童处在生长发育阶段，其脸型较小，建议选择正规厂家生产的儿童专用防护口罩。

儿童防护口罩

（3）孕妇佩戴防护口罩时，应注意结合自身条件，选择舒适性好的产品。佩戴前咨询医生，确保自身身体状况适合。

二、调节情绪 缓解压力

1. 正常无症状者或轻症要求居家隔离者，如何调节自己的压力？

（1）有节制地获取信息。随着网络、自媒体的普及，消息层出不穷，真假难辨。过度阅读，可能会徒增自己的焦虑、恐慌情绪。要学会有选择地获取信息，如每日定时关注权威专业机构发布的客观信息，以此来判定自己的担忧是否合理。

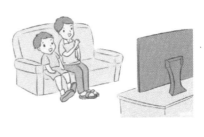

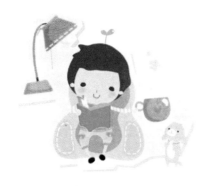

（2）正视并接纳自己的焦虑情绪。新型冠状病毒是全新的病毒，存在不确定性，焦虑、恐慌属于正常情绪反应，大家应该客观、从容面对，理性认识新型冠状病毒感染的肺炎。

（3）保持正常生活节奏、作息规律，制订作息时间表，早睡早起，保持充足睡眠。

（4）可适量进行室内运动。体育运动不仅可增强体质，提高免疫力，还可减轻焦虑、保持良好心态。

（5）通过看电影、阅读书籍、跟朋友聊天等方式转移注意力；听轻松、愉快的音乐，缓解压力，保持身心健康。

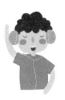

（6）进行放松训练，如深呼吸、做瑜伽、冥想、打太极等。

（7）正向思维、积极关注。告诉自己：不能肯定将来会怎样，但这一刻我仍然拥有健康，我可以继续努力生活。即使我真的生病，也会有很多人陪伴我一起面对。

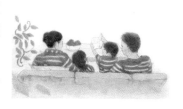

2. 如遇住院隔离，如何调节自己的情绪？

（1）首先清楚察觉自己的情绪。受到突如其来的人身自由限制，个人有可能出现不满、恐慌、不知所措甚至愤怒等负面情绪。暂时的情绪波动是自然反应，不必过度紧张，努力自己调节，克服负面情绪。

（2）隔离但不能隔断联系。通过通信工具向亲友倾诉，让自己有发泄情绪的渠道。与遭遇同样境况的朋友倾诉、互相鼓励。保持对他人的关怀，保持与外界的联系。

（3）通过深呼吸、做运动、听音乐、阅读、写日记等转移注意力，帮助减轻焦虑。

（4）制订作息时间表。

可以制作学习、休息、娱乐、运动、进餐等的详细时间表，保持规律的生活。

作息时间安排表	
起床	07:00-07:30
洗漱	07:30-08:00
早饭	08:00-08:30
运动	08:30-09:00
看书	09:00-10:30
娱乐	10:30-11:00
午饭	11:30-12:30
散步	12:30-13:00
午休	13:00-14:30
运动	14:30-16:30
学习	16:30-18:30
晚饭	18:30-19:30
散步	19:30-20:00
娱乐	20:00-21:00
洗漱	21:00-21:30
睡觉	21:30

最后，如果你觉察到焦虑、恐惧、担心、无助无望的情绪强烈且无法消除，或出现明显的睡眠问题，请及时找专业医生咨询。

第六节　早发现 早就医

一、及时就医 正确诊断

如果出现发热、乏力、肌肉酸痛、干咳、气促、呼吸困难、腹泻等症状，应及时就医。同时告知医生发病前两周的出行史，以便医生快速做出诊断。

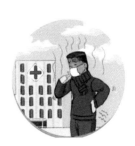

1. 怀疑自己感染了新型冠状病毒，如何就医？

如果认为自己感染了新型冠状病毒，应及时到当地指定的医疗机构进行排查、诊治。就医时，应如实、详细讲述患病情况，尤其是应告知医生近期的旅行和居住史、与肺炎或者与疑似患者的接触史、动物接触史等。需要特别注意的是，就诊过程中应全程佩戴口罩，以保护自己和他人。

2. 怎样判定疑似病例？

疑似病例应同时符合以下两条。

流行病学史：在发病前两周内有本地病例持续传播地区的旅行史或居住史，或发病前 14 天内曾经接触过本地病例持续传播地区的发热伴呼吸道症 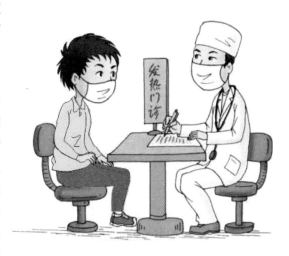 状患者，或者有聚集性发病。

临床表现：发热，部分早期患者不发热，仅有畏寒和呼吸道症状；具有病毒性肺炎影像学特征；发病早期白细胞总数正常或降低，或淋巴细胞计数减少。

3. 临床上如何诊断新型冠状病毒肺炎病例？

在符合疑似病例标准的基础上，对痰液、咽拭子、下呼

吸道分泌物等标本行实时荧光 RT-
PCR 检测新型冠状病毒核酸阳性，或
病毒基因测序，与已知的新型冠状病
毒高度同源，可确诊为新型冠状病毒
感染。

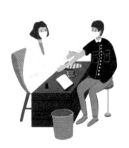

4. 什么是危重症病例？

危重症病例是指患者生命体征不稳定，病情变化迅速，
两个以上的器官系统功能不稳定（减退或衰竭），病情发展
可能会危及患者生命。

5. 如何治疗新型冠状病毒肺炎？

（1）卧床休息，加强支持治疗，适度饮水。

（2）根据病情监测各项指标。

（3）根据氧饱和度的变化，及时给予有效氧疗措施。

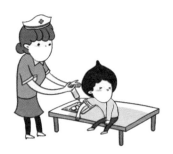

（4）抗病毒治疗：目前无
有效抗病毒药物。

（5）抗菌药物治疗：加强
细菌学监测，有继发细菌感染证
据时及时应用抗菌药物。

（6）中医药治疗：根据证
候辨证施治。

6. 病人的密切接触者应该怎么做？

所有跟确诊病例及疑似感染病人（包括医护人员）可能有接触的人都应该进行 14 天隔离观察。观察期从和病人最后一天接触算起。一旦出现任何症状，特别是发热、咳嗽、呼吸短促或腹泻，马上就医。在观察期间，需要全程与医护人员保持联系。

7. 医院解除隔离和出院的标准

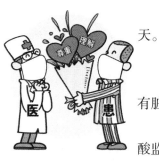

（1）病情稳定，体温保持正常 3 天。

（2）呼吸道症状明显缓解。

（3）肺部影像学明显好转，没有脏器功能障碍。

（4）连续两次呼吸道疾病原核酸监测阴性（间隔至少 1 天）。

二、我们在行动

1. 自觉主动隔离

如果我们自身出现感染的疑似症状，或与感染新型冠状病毒肺炎的人有过接触，应尽快就医，主动隔离，接受 14 天医学观察，

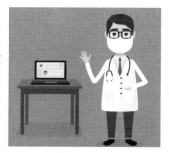

防止传染他人。

在此期间被隔离人员应注意：

（1）不得随意外出，主动接受当地
医疗卫生机构的定期询问。

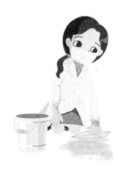

（2)佩戴医用外科口罩或 N95 口罩，
使用过的口罩应用塑料袋或保鲜膜严密
包裹后丢入有害垃圾桶。佩戴新口罩前、
处置完使用过的口罩后，均需及时洗手，洗手时要用肥皂或
洗手液正确洗手，避免经手污染其他物品，造成二次传播。

（3）开窗通风，使室内空气流通，降低室内病原体的
浓度，从而降低疾病传播风险。

（4）拥有独立房间，尽可能减少与其他家庭成员的接触。
生活用品与其他家庭成员完全分开，避免交叉污染。餐具应
单独清洗，可用消毒剂清洗，也可用开水蒸煮方式进行餐具
消毒。换洗衣物、毛巾等可用消毒剂浸泡后再清洗，也可采
用蒸煮消毒。

（5）以静养为主。食物要清淡、多样化，保证营养充足。
心态要平和，不能着急、害怕。保证睡眠充足，减少上网、
长时间看视频等。

（6）如果病情加重，应及时前往医院就诊。要全程戴口

罩，尽量避免乘坐公共交通工具，以免传染他人。

家属防护应注意：

（1）最好固定一个身体状况好的家属负责照看。

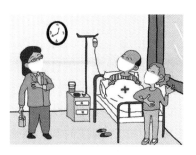

（2）与病人共处一室时，戴好口罩，口罩应完全贴合面部，禁止随意触碰和调整。口罩变湿、变脏，必须立即更换。摘下口罩后，清洗双手。

（3）与病人有任何直接接触或进入病人隔离空间后，清洗双手。在准备食物前后、吃饭前、如厕后均应清洗双手。

（4）不要直接接触被观察者的分泌物，特别是痰液和粪便。使用一次性手套处理被观察者的尿便和其他废物，摘掉手套后也需要洗手。

（5）做好室内消毒，用消毒剂清洁餐桌、床头柜、卧室家具等台面，被观察者的床单、被罩、衣物应用60℃～90℃的水浸泡清洗并彻底烘干。

（6）观察自身健康状况，出现发热、咳嗽、乏力等症状时，特别是伴有呼吸困难时，请及时就诊。

2. 发现疑似人员及时上报

防控病毒，人人有责。大家可以拨打各个省市卫生健康局或者疾病防控中心的电话进行举报，每个省市的卫生健康局或者疾病防控中心的电话号码可通过网上查询得到。

2020 年 1 月 24 日，国务院办公厅发出公告，即日起面向社会征集当地疫情信息，以及改进和加强防控工作的意见建议。国务院办公厅将对收到的问题线索和意见建议进行整理，并督促有关地方、部门及时处理。随后，微信开通了"疫情专区"新功能。若发现任何有关疫情传播的情况，可以通过微信直接举报，以下是详细步骤。

第一步，进入微信界面，点击右下角"我"，再点击"支付"。

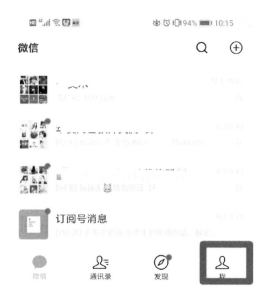

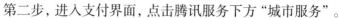

第二步，进入支付界面，点击腾讯服务下方"城市服务"。

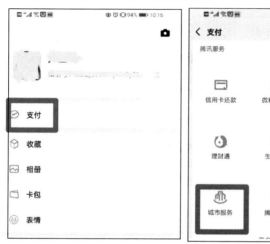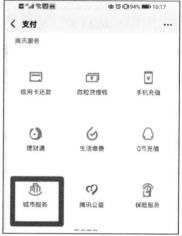

第三步，进入城市服务界面，点击热门服务下方"疫情专区"。

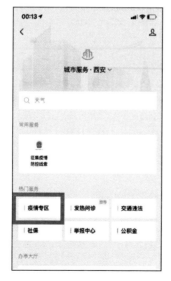

第四步，进入疫情督查界面，点击"征集疫情防控线索"。

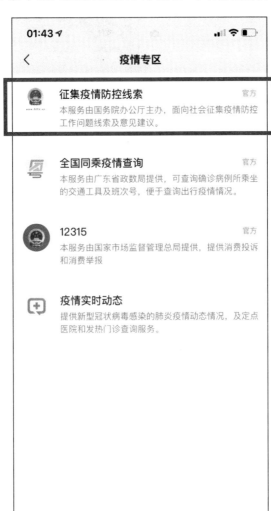

第五步，进入疫情防控线索征集界面，点击"我要留言"。输入相关信息，在留言内容下填写标题和详细内容，点击"提交留言"即可。

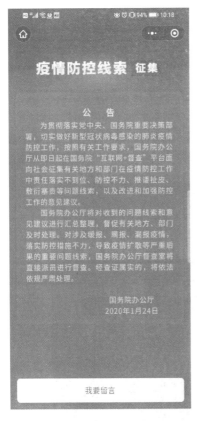

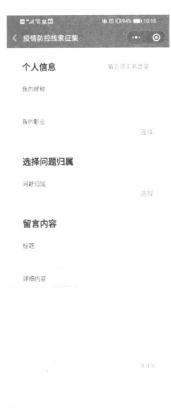

3. 不信谣、不传谣，科学认知，听从指挥

改革开放以来，各类突发事件一次次严峻地考验着我们党和全国人民抵御风险的能力。在应对由重大突发事件带来的各种困难的斗争中，中国共产党和全国人民曾谱写了一曲曲壮丽凯歌。习近平总书记在 2020 年 1 月 25 日中共中央政治局常务委员会会议上作出重要讲话，发出了打赢疫情防控阻击战的号召。党的坚强领导，成为人民群众应对此次灾害的定海神针。因此，面对这次疫情事件，我们应该一如既往地相信党，相信政府，通过官网、官媒等渠道进行科学认知，不造谣不传谣，听从党的指挥，早日夺取抗击病毒战的全面胜利！

> 只要坚定信心、同舟共济、科学防治、精准施策，我们就一定能打赢疫情防控阻击战。
>
> ——习近平

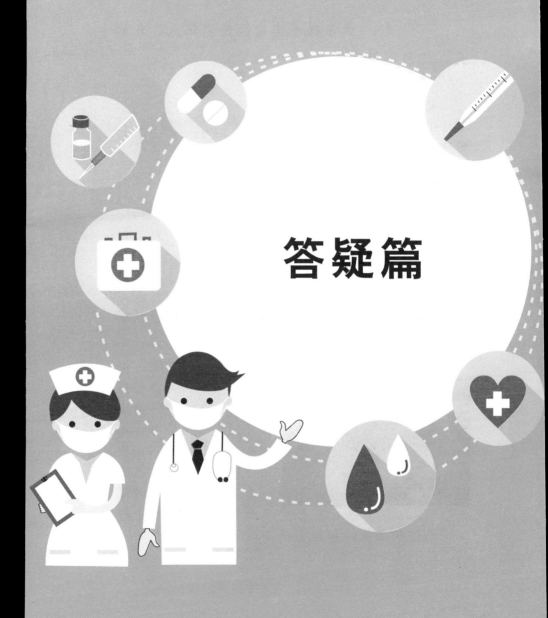

答疑篇

1. 大多数感染者都是老年人，年轻人、儿童不易感吗？

说法错误。感染概率主要与接触病毒量多少、自身抵抗力强弱等有关，老年人、孕妇、婴幼儿等免疫功能较差的群体，一旦感染，发病反而可能更快、更严重，需要重点预防。

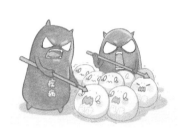

2. 戴多层口罩可以预防新型冠状病毒吗？

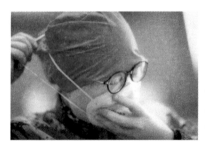

普通棉布口罩、纸口罩由于与面部贴合度低，过滤病毒效率低，并不能有效预防，不推荐使用。就推荐的医用口罩而言，只要正确佩戴合格产品，一个就能达到防护效果。多个叠戴虽然理论上能增加一些防护效果，但也会增加通气阻力和佩戴的不适感，得不偿失。

3. 口罩使用之后，可以直接丢进垃圾桶吗？

不可以。使用过的口罩沾满唾液、细菌甚至病毒，所以不要随意丢弃，喷上消毒液或者医用75%酒精喷雾，单独密封后再扔进"有害垃圾"桶里，避免造成二次污染。

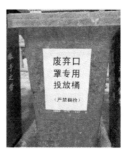

4. N95口罩也需要4个小时更换一次吗？

不完全正确。对于N95口罩的使用时间，国内外并没有严格的标准。美国CDC(美国疾病控制与预防中心)的现行指南建议在可接受的情况下延长或有限重复使用N95口罩。而且在传染病大爆发的特殊时期，口罩需求量大，N95口罩隔4小时一换，

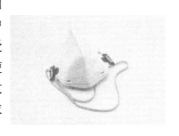

很快就会造成口罩供不应求。N95口罩安全、重复使用的关键在于口罩必须保持适宜性和其应有的功能，当口罩出现毁坏，无法完整贴合脸部，或遭到污染、浸水等，一定要及时丢弃。

5. 普通人出门一定要佩戴护目镜吗？

　　由于病毒主要通过飞沫微粒被吸入人体，后经呼吸道黏膜侵入，因此，理论上飞沫如果进入眼内，也可以通过睑结膜等处侵入人体。当别人对你咳嗽时，护目镜可以挡住对着眼睛直接飞过来的那一部分飞沫，但是患者咳出的飞沫是放射状的，仍然有大量的微

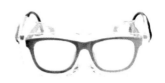

粒悬浮在空气中。真正密切接触患者的医务人员都应当佩戴泳镜式的专用防护眼镜，而普通人在一般生活场景中只需戴口罩就可以了。

6. 打开家里的空调和取暖器，室温增高到30℃以上就能防止新型冠状病毒感染吗？

　　有一定道理。从阻断病毒传播来说，30℃会比冬天的低气温要有利一些。所以，如果认为环境中有病毒存在，把家里温度增高到30℃，可能会有一定的效果，但

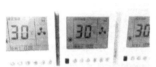

是需要以人体的感觉来作为参考，千万不要让身体觉得难受。事实上，从一般规律来看，不管在30℃还是在比较低的气温里，新型冠状病毒都会慢

慢失去活性。在较低的温度失活比较缓慢，在30℃会快一点儿，在56℃失活的速度最快。

7.喝高度白酒、蒸桑拿，可以抵抗新型冠状病毒吗？

不可以，喝白酒不能抵抗新型冠状病毒。一是因为能够有效杀灭病毒的是"75%医用酒精"。而通常说的"高度白酒"，酒精浓度在50%到60%之间，对于病毒的杀灭能力并不强。二是因为冠状病毒是通过呼吸道侵入感染，而喝酒是通过消化道进入。酒进胃里，很快被吸收进入血液，然后被代谢分解，并没有跟病毒接触的机会，不可能具有"抗病毒"的作用。

蒸桑拿对抵抗身体表面的病毒是有效的，但人体感染的病毒是在体内。蒸桑拿不可能杀灭人体内的病毒。

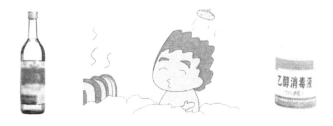

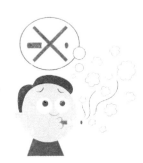8. 吸烟可以预防新型冠状病毒感染吗？

不可以。网上流传"烟油保护层"的理论，在这里需要说明：首先，吸烟不能预防病毒感染。吸烟者和非吸烟者感染病毒的概率在统计上没有明显的区别。其次，吸烟者在病毒感染后，病情会更加严重。这不但不支持"烟油保护层"的理论，反而证明这种理论会让人误入歧途。最后，预防通过呼吸道进入人体的病毒，一个有效的手段就是戴口罩。吸烟不仅不是一个抵御病毒的办法，反而会带来更多感染病毒的机会。

9. 喝板蓝根可以预防新型冠状病毒感染吗？

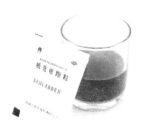

不可以。板蓝根适用于对风热感冒等热性疾病的治疗，对新型冠状病毒无效，板蓝根性寒、味苦，健康人过多服用板蓝根还有可能出现副作用，危及人体健康。

10. 吃维生素C可以预防新型冠状病毒感染吗？

不可以。维生素C可帮助人体维持正常免疫功能，但不能增强免疫力，也没有预防和抗病毒的作用。相反，长期、大剂量服用维生素C会增加肾脏负担。

11. 抗病毒药物（如奥司他韦、利巴韦林）可治疗新型冠状病毒肺炎吗？

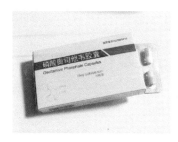

不可以。常见的抗病毒药物如奥司他韦可有效治疗多种流感病毒引起的疾病，但不能治疗新型冠状病毒感染。利巴韦林（病毒唑）对呼吸道合胞病毒、鼻病毒等引起的呼吸道感染的常见病毒有抑制作用，但对新型冠状病毒肺炎没有疗效。相反，过多使用该药物，有导致病毒产生耐药性突变的可能，因此千万不能滥用。

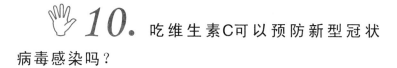

12. 吃抗生素可以预防新型冠状病毒感染吗？

不可以。新型冠状病毒感染的肺炎病原体是病毒，而抗生素针对的是细菌。若以预防为目的，错误地使用抗生素可能会增强病原体的耐药性。

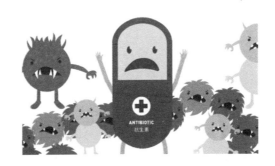

13. 小磨香油滴在鼻孔，可以阻断一切流感和瘟疫传染吗？

不可以。流感和瘟疫由病毒侵染所致。鼻孔里滴香油既阻止不了它们进入人体，也影响不了它们的复制，对流感和瘟疫没有作用。

14. 在人中穴位涂风油精可有效预防呼吸道疾病吗？

不可以。无论是感冒、流感、非典还是本次的新型冠状病毒感染，都是通过空气和飞沫传播。风油精的主要成分是薄荷脑、樟脑、桉油等，没有证据表明这些化学成分可以预防或杀灭病毒。

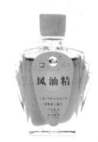

15. 熏醋或用醋拖地可以预防新型冠状病毒感染吗？

不可以。醋酸是一种弱酸，部分细菌在酸性环境难以生长，所以纯度较高的醋酸对杀灭和抑制细菌有一定的作用；但它对灭杀病毒无效，且醋酸的杀菌效果一般仅限于擦拭物体表面，能够减少附着细菌的数量（许多消毒剂比醋酸效果更好）。

而醋里的醋酸含量较低，最多能抑制细菌不生长，杀菌的实际效果十分有限。相反，熏醋还可能会给家人身体健康带来负面影响，挥发的酸性气体会刺激人体的呼吸道黏膜，诱发咳嗽、哮喘等，一旦呼吸道的屏障防御能力变弱，感冒病毒更容易趁虚而入。老人、儿童，以及有哮喘和慢性支气管炎等病史的人群尤其需要注意，建议直接开窗通风。

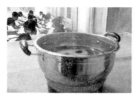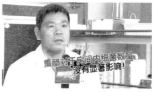

16. 盐水漱口可以预防新型冠状病毒感染吗？

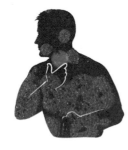

不可以。冠状病毒主要是通过呼吸道黏膜侵入人体，漱口预防不了病毒的侵入。此外，冠状病毒是由RNA分子和蛋白质包膜构成的，并不具有细菌那样的完整细胞结构，盐水对其起不到灭杀的作用。

致广大读者的一封信

亲爱的读者，近期，新型冠状病毒肺炎疫情引起了全社会的高度关注，疫情防控是当前最重要的工作。作为一名呼吸与危重症医学科的老医生，当然会责无旁贷地坚守好自己的工作岗位，同时，我谈谈自己的看法，以便大家能正确做好防控工作，从而消除恐慌心理。

一种传染病要流行起来，必须同时具备三个环节。一是传染源，二是传播途径，三是易感人群。易感人群就是年老体弱者，或有其他基础疾病（如糖尿病，肿瘤，慢性心、肝、肾、肺等疾病，免疫缺陷，气管移植或长期使用免疫抑制剂等）的人群，或是因过度劳累、受凉感冒等导致机体免疫力下降的人群等。在这些情况下，人体易受病毒侵袭。

如果一个人和病人近距离接触，加之自己的免疫力下降，此时可能会被感染。但如果周围没有这样的病人（病毒是离不开载体的，如病人的痰液、尿液、血液等），就不必担心自己会被新型冠状病毒感染。

我的感觉就是，当前疾病是一分，而恐慌却是十分，加之各种谣言满天飞，给人民群众造成了严重的心理负担，从而导致恐慌。所以，现在请大家稍微冷静一下，听我讲几个注意事项：

一是如果你有发热、疲乏无力等症状，也并不代表你就感染了新型冠状病毒。大家想想，难道你这辈子都没发过热吗？大多是休息一下或吃点药就好了。所以你如果最近发热，但没有我上面讲的传染病流行环节，就不必惊慌。

二是如果你有发热，症状比较严重，虽没有传染病流行的环节，但一定要去医院发热门诊排查一下，防止耽误了其他病情，千万不要讳疾忌医。

三是正确认识新型冠状病毒感染。这个病毒感染的疾病症状比较轻，主要表现是发热，可能会伴有咳嗽、咳痰、全身乏力、食欲下降等症状。大多数人经过正确诊治后可痊愈，最后发展成呼吸衰竭合并多脏器功能衰竭而死亡的只是极少数人。

四是人如果长期处于一种恐慌状态，就会失眠、紧张、焦虑不安，甚至导致免疫系统紊乱，抵抗力下降，此时，可能会出现交通事故等意外，给个人、家庭和社会带来危害。最可怕的是，你很可能稀里糊涂地就真被传染了。

冬季是各种流感的发病季节，尤其对老年人和小孩来说是高危季节，有以下几点请注意：

一是体温升高不代表你就一定生病了（生理性原因也会有体温变化，不要风声鹤唳）；

二是生病了也不代表你是肺炎（有数不清的疾病可能导致你发热）；

三是患了肺炎也不代表你是病毒性肺炎（细菌性感染的肺炎其实很多）；

四是即便你患了病毒性肺炎，也不代表是本次新型冠状病毒肺炎（普通的甲流感染也是病毒）；

五是即便你感染了新型冠状病毒肺炎也不用恐慌，因为大多是轻型的，大部分轻型病人经过正确的诊治都可痊愈，只需要按国家标准去隔离和留观就可以了；

六是不要被公布的死亡数字吓倒。生老病死是自然规律，那些因病毒肺炎去世的主要是老年人和有基础疾病的人。他们对于病毒的免疫能力较差，无法抵御新型病毒感染的攻击。事实上，就算是普通流感，每年也能导致很多人去世，甚至流感导致的病毒性心肌炎还常常导致年轻人去世。况且，还有我们全国的医务工作者在呢！对我们来说，人民群众的生命安全和身体健康始终是第一位的，请大家放心。

习近平总书记指出，疫情是魔鬼，我们不能让魔鬼藏匿。所以请大家相信，在以习近平同志为核心的党中央坚强领导下，只要我们坚定信心、同舟共济、科学防治、精准施策，就一定能打赢这场疫情防控阻击战，早日还大家一个祥和、安定的生活。

空军军医大学第二附属医院（唐都医院）

金发光

版权声明

  本书是陕西人民教育出版社在全国多地启动对新型冠状病毒疫情进入一级响应情况下编写的，目的是普及相关知识，以更好地应对疫情。本书中部分图片及文章来源于网络，由于编写时间仓促，我们未能逐一与相关作者取得联系，敬请谅解。同时烦请作者在看到此声明后与我社联系。

  联系方式：029-88167823